GORDA

HASTA LOS HUESOS

Mary Lou Reeve

Solo para que sepan...

Este libro es una autobiografía y también una obra de ficción. Los nombres, personajes, negocios, lugares, eventos, locales e incidentes son producto de la imaginación de la autora o se emplean de manera ficticia. Cualquier parecido con personas reales, vivas o muertas, o eventos reales es pura coincidencia. Las anécdotas reflejan los recuerdos actuales de experiencias de la autora a lo largo del tiempo. Se han cambiado los nombres y los detalles de identificación para proteger la privacidad de las personas, se han cambiado algunos nombres y características, se han resumido algunos eventos y se han recreado algunos diálogos.

Este libro no pretende ser un sustituto del consejo médico de especialistas. El lector debería consultar regularmente a un médico en asuntos relacionados con su salud y, en particular, con respecto a cualquier síntoma que pueda requerir diagnóstico o atención médica. Todos los consejos sobre pérdida de peso que encontrará en los capítulos están expresamente enumerados como consejos no deseados que la autora ha recibido de personas sin experiencia en el tema y, por lo tanto, no deben tomarse de ninguna manera como correctos o exactos.

En esta autobiografía, la autora ha dejado en claro en repetidas ocasiones sus intenciones de querer ayudar a las personas que luchan con problemas de peso, como ella misma, a aprender que es saludable reírse a lo largo del proceso de curación. Cada pensamiento expresado es de pura auto-ironía.

Primera edición diciembre 2018.

Concepto de portada e ilustraciones: Mary Lou Reeve

Edición de libro: Daniela Di Fidio, Laura Fernández Frutos, Paulina Welch Obregón, Claudia Guevaram.

Diseño de portada: Andrea Cavedoni - Wild Creations

Gerente diseño gráfico: Andrea Cavedoni

Mary Lou Reeve está en Facebook e Instagram

No siempre puedes controlar

lo que la vida te da.

No siempre es una falta

o un logro.

A veces solo se te da...

así que...

Es tuyo.

Mary Lou

SOMMARIO

Terapia de la palabra por "g"
(en frente de un espejo)

Probando 1, 2, 3... Probando 1, 2, 3...

Allá vamos...

Ahora saquémoslo de nuestros pechos...

(ya que no podemos sacarlo de nuestras

caderas)...

Digamos esa palabra cruel...

Exorcizemos su demonio...

Solo gritémosla alto...

¡GORDA!... ... ...¡GORDA!

¡¡¡G-G-GOOOOOORDA!!!

¡¡¡¡GORDA, GORDA, GORDA, GORDA,
GORDA, GORDA, GORDA, GORDA,
**GORDA, GORDA, GORDA, GORDA,
GORDA, GORDA, GORDA, GORDA!!!!**
¿Se sienten mejor?
¿No? Yo tampoco.

1

Gordo prefacio

Antes de siquiera empezar este libro, debo aclarar las cosas. Me llamo a mí misma GORDA, ¿okey? Esta es una auto-declaración, una auto-proclamación:

> **Yo, la abajo firmante, declaro que soy GORDA.**
>
> **En fe de lo cual,**
>
> **Mary Lou Reeve**

Puedo llamarme a mí misma lo que quiera: soy gorda, soy un ángel, soy una idiota, soy un genio, soy estúpida, soy hermosa, soy un huevo (bueno, en realidad lo era al principio), soy una sandalia izquierda, soy un theremín.

Ahora que has buscado qué es un theremín... podemos continuar. En este libro, cuando no me estoy refiriendo a mí misma, es decir, cuando digo cosas como "personas gordas" o "persona gorda", estoy involucrando a todos los que quieran reírse de ello por un momento. Me refiero a personas que, en realidad, se identifican a sí mismas como "gordas"... Además, es más rápido de escribir que "excesivamente endomórfico". ¿Has buscado "endomórfico"?

Vamos a tomar este gordo toro por los cuernos (perdón por la metáfora). Las personas se llaman gordas todo el tiempo, por diversas razones y propósitos, ya sea con honestidad o simplemente porque están buscando cumplidos. El problema hoy en día es que un comentario insensible acaba despertando nuestras inseguridades respecto al peso. Esto ocurre ya desde pequeños cuando todavía no has considerado que tu imagen es importante para alguien.

Los comentarios sobre el peso vendrán de casi cualquier persona: un amigo, un padre, un pariente, Santa Claus en el centro comercial cuando te sientas en su regazo y dice: "¡Oooh jo jo! ¡Mi niña! ¿Te tragaste a tus hermanos para desayunar?"

No puedo recordar qué fue exactamente lo que provocó mi inseguridad, pero la primera experiencia que puedo recordar es cuando tenía

12 años y estaba en una piscina con mis amigos; probablemente estaba distraída arqueando mi espalda en un momento dado. Un niño se me acercó y me dijo: "Pareces estúpida con esa narizota y lista para tirarte un pedo con esa barriga hinchada...". Vaya.

No solo las personas en tu vida te reventarán las pelotas cuando le pongas sal a tu comida (esto sucede a menudo en un restaurante, o en público, y te regañan delante de todos en un tono muy alto), también las revistas, la televisión y todas las redes sociales participan en la misión para completar el daño, recordándote cada día que debes hacer algo al respecto.

Es encantador que tengamos un mundo lleno de hermosas flores de formas, olores y colores infinitos (violines sonando de fondo).

Sin embargo, ¿apreciamos la variedad que nos da la madre naturaleza? ¡No, no, nooooo, no lo hacemos! Solo queremos rosas rojas frescas, hermosas, aterciopeladas y con un tallo largo y delgado, wow, esta metáfora apesta...

Me encontrarás a menudo disculpándome en este libro porque realmente me importa no herir los sentimientos de nadie... excepto los míos... por haberme caído del vagón tantas veces... de todos modos, aplasté las ruedas en el suelo con mi gran trasero. Mi corazón está con todos aquellos que sufren problemas de peso, ya sea que estén gordos y lo sepan, o que no lo estén, pero creen que lo están (sí, también me preocupo por vosotros, cariño).

Intenta siempre quererte a ti mismo, no importa qué tipo de loco seas. ¡Únete al viaje! Es el momento de una gorda carcajada (lo siento, las metáforas con la gordura me salen espontáneas). Hablando de viajes... Esta soy yo. Solo estaba tratando de parecer graciosa, pero de alguna manera logré fundir mi cara hacia adentro. La gente tiene cuello; yo también debería.

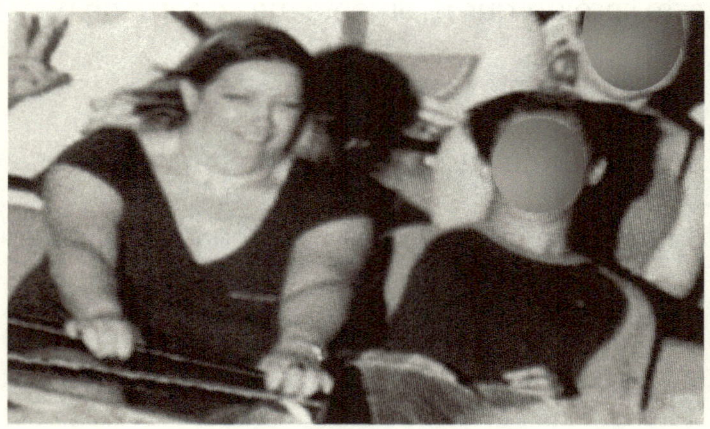

2
Mi pesado glosario

Tobillos: una parte del cuerpo que una vez tuve.

Mandíbula: una línea que se funde en la incertidumbre.

Grasa: sustancia no deseada en mi cuerpo con mente propia.

Queso derretido en todo: dicha, felicidad.

Área púbica: patio olvidado convertido en bosquecillo - en restauración.

Esfuerzo: darse la vuelta en la cama.

Delgado: los otros.

Báscula: un objeto al que le hablo y le rezo.

Madre: empujador de alimentos.

Éxito: elegir algo del armario y encajar en él.

Feo: lo malvada y egoísta que es la gente.

Bello: lo buena y desinteresada que es la gente.

3
Una dedicatoria abundante

Este libro está dedicado a las personas gordas, a las personas como yo, a las personas que no son delgadas, a todas las gorditas, a los rellenitos y barrigones, a las personas redondas y con curvas.

Este libro está dedicado a aquellos que tienen sobrepeso y dicen "Pero mira, tengo las muñecas delgadas". También son bienvenidos a la fiesta los que tienen un gran trasero ondulado y los que generalmente son delgados, excepto que parece que están de cinco meses de embarazo después de tomar una cerveza. Sí, por favor... tobillos y brazos de malvavisco, mentones dobles y triples, y también, ¿qué hay de las personas muy delgadas que tienen una cara redonda como cerditos que los hace parecer gordos de todos modos? ¡Muajajajajaaa! Lo siento... yo lo siento por ellos también.

Ah, sí, casi lo olvido, los más incomprendidos y desafortunados, a los que se les dice (y en realidad creen) que solo tienen huesos grandes.

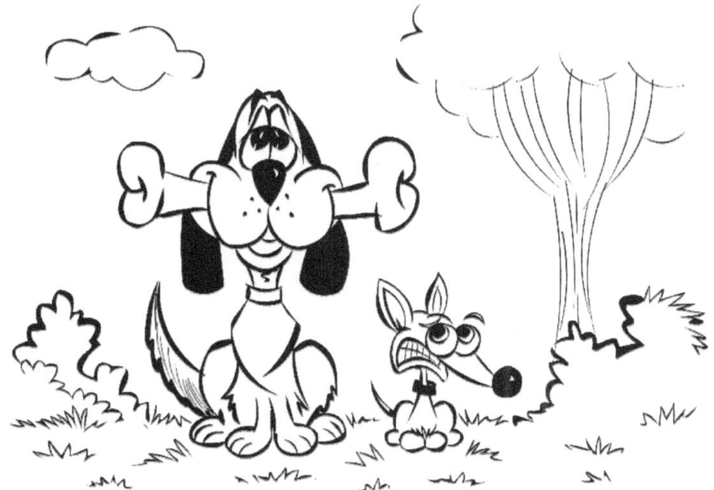

Este libro está dedicado a todos ustedes, que han luchado y que todavía están luchando hoy contra el enemigo imparable que se ha apoderado de nuestra confianza y ha ordenado a nuestras chaquetas que rechacen cualquier cierre. La fuerza malvada que conspira junto con la malvada puta mentirosa báscula... que nos distrae de las cosas buenas de la vida, como ponerse un par de estúpidos jeans, sentarnos y respirar al mismo tiempo. ¿No sería eso agradable?

Debo especificar que esto es principalmente un punto de vista femenino. Lo siento, no puedo relacionarme con problemas de peso específicamente masculinos, no sé qué se siente cuando tus muslos internos se aplastan contra tus "joyas", pero supongo que es comparable a que nuestras tetas siempre nos estorben. A las mías les encanta tocar la bocina cuando entro y salgo del auto; eso es algo entretenido. Amigos, estaba pensando... debe ser toda una odisea cuando tienes que ir al baño, tener que doblar tu brazo por debajo de tu enorme barriga para encontrar AQUELLO y adoptar una posición de ballet llamada pee-pee-demi-plié.

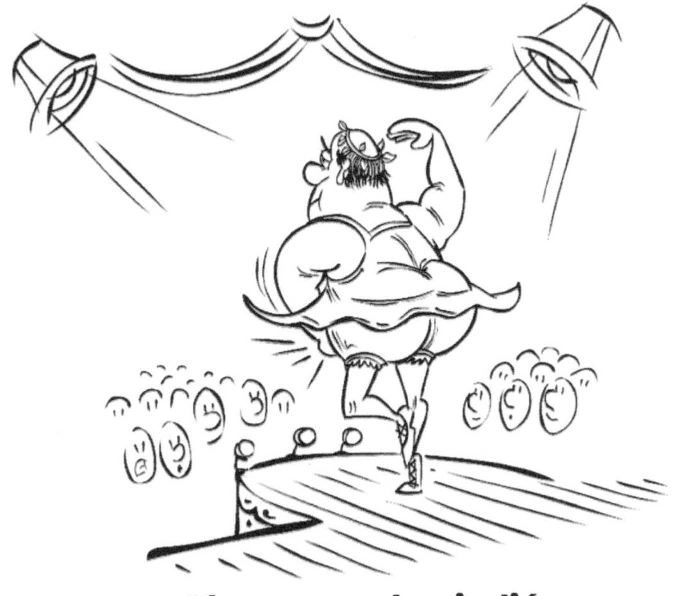

El pee-pee-demi-plié

¡Psst! Ya que estamos por allá abajo... hablemos de como después de dar a luz a mi hijo, pasé de tener una linda florecilla a una carne asada de casi dos kilos. ¡Oh, Señor!, ¿había alguna necesidad de poner grasa allí también? No estoy segura de haberte dicho todavía a quién está dedicado este libro. Este libro es para aquellos que están enojados, como yo, porque normalmente somos los que menos comemos cuando estamos en la mesa con amigos, pero siempre parece que comimos la comida, la mesa y a nuestros amigos. Puedo ver la cara del típico sabelotodo con una ceja levantada hacia mí... Claro, solo comes menos cuando estás delante de gente. Bueno... no no no... bla bla bla... ¡No! ¡Error... no es verdad! ¡No es la verdad! Este libro está dedicado a todos los grandes seres humanos, a los amables, a los que ayudan a los demás, a las personas educadas, a los buenos, inteligentes y talentosos, a los individuos merecedores, que solo tienen que lidiar con el hecho de que su grasa siempre llegará primera a cualquier cita, dejando las buenas cualidades más atrás en la línea.

4
Niños o niñas

Soy una madre soltera de 44 años. Esto simplemente define por qué me estoy convirtiendo en una morsa. Por no hablar del estrés de pasar por una separación y un divorcio y el crecimiento corporal incluido en el paquete. Me parece bastante divertido como esos mismos problemas pueden llevar a esos eternos-traseros-delgados a perder más y más kilos.

Tengo un niño, así que tengo derecho a excusas adicionales aquí. Siempre quise tener un niño... Querido Dios, por favor, que sea un niño, haz que este niño viva una vida completa siendo un hombre, que se le permita ser terriblemente feo y aun así ser encantador. Permítele tener todas las ventajas, como el permiso para no tener pelo en la cabeza y mantener el del resto de su cuerpo, incluyendo los nudillos de los dedos del pie.

Así que a los 31 años de edad, mi deseo me fue concedido, un niño dulce, pero... hay un PERO enorme aquí. Con un niño, no existe la sana competencia psicológica que tendrías con una niña. De hecho, se te recomienda permanecer con tu cuerpo dilatado. Un niño ama la suavidad de mamá como si fuera su propia obra maestra y no te mirará con horror ante la posibilidad de heredar tus defectos al crecer. Mi hijo me ve como un malvavisco gigante que puede abrazar y apretar en cualquier momento que quiera. Aunque actualmente estoy soltera, a él no le importaría si decidiera no volver a salir nunca con alguien.

Un día, después de una de las 444 veces que perdí una cantidad significativa de peso, como quince kilos en tres meses, estaba viviendo una vida de cuento de hadas, ya sabes, poder agacharme para recoger cosas sin causarme embolias... pura felicidad. Mi hijo se me acerca, envuelve su pulgar y su dedo medio alrededor de mi muñeca y casi llora "Ooooh, mami... No sabía que tenías una muñeca tan pequeña; por favor, ¡para!". Y así... "El hechizo mágico se rompió, la Delgada y Feliz Princesa masticó todo lo que pudo para restablecer el orden en el reino y devolver a Su Majestad la Gran Mamá... y vivieron felices para siempre".

Es diferente cuando tienes una niña, lo sé porque soy madre, pero también soy hija, y siempre me he comparado con mi hermosa madre. Si tienes una hija, hasta que es una niña pequeña, ni siquiera intentas competir: aún estás en lo alto, tu ego está totalmente reforzado porque puedes mostrar al mundo que tu matriz es capaz de crear tanta belleza y perfección. Luego, cuando la niña comienza a convertirse en una joven, comienzas a observar la comparación pública. Cuando sales con tu hija de veintitantos años, finges que no, pero te encanta cuando la gente te pregunta si eres su hermana: "¡Eeee je je!... ¡Ooh joo joo!... ¿No, en serio?".

Un día salí a pasear con mi madre, tenía unos 24 años. Si lo pienso ahora, estoy segura de que mi cuerpo estaba como no ha estado nunca, tal vez 55 kg de peso y 165 cm de altura. Pero bastante tímida. Me gustaba un chico, pero yo no le gustaba tanto como hubiera querido. Ya sabes, eso es lo que hacemos las mujeres, echamos a perder nuestra autoestima... pero de todos modos, ese día estaba tan feliz ocupándome de mis asuntos cuando nos encontramos con una vecina amiga de la familia de hace mucho tiempo. La señora solo miró a mi madre y sonrió: "¡Te ves hermosa como siempre, muy bonita!" Luego me miró con la cabeza ligeramente inclinada y los labios fruncidos, asintiendo con empatía: "Oh, Mary, cariño, veo que tú también disfrutas comiendo. Qué fastidio, ¿no?".

5
Explicación científica

Estoy convencida de que mi cuerpo tiene su propio número de seguridad social, él es capaz de tomar sus propias decisiones.

Desde que era una adolescente he estado en guerra contra los espejos. Pero ahora es diferente, ahora estoy en paz. Sé, de algún modo, que he perdido. Trato de evitar mi reflejo pero aún así, continúa siguiéndome como un acosador. Lo veo en las gafas de mi dentista o cuando paso por la puerta del horno. Pero lo peor es cuando veo mi reflejo en la ventana de la puerta de la oficina de uno de mis colegas y, si me detengo para mirar dos segundos más, él piensa que estoy coqueteando.

Hoy he alcanzado los 95 kg. De acuerdo con los estándares de salud del mundo, debería perder 30 kg, pero según los medios de comunicación, debería perder 45 kg y luego volvérmelos a inyectar en los labios y los pómulos para estar lista para un selfy.

A veces me ayuda pensar que el Universo tiene un plan mejor para mí. Necesito encontrar una excelente explicación. Tal vez mi cuerpo no sea mío, o tal vez no esté bajo mi control.

Este contenedor de mi ser interior tiene que ser parte de algún plan del servicio secreto del espacio exterior. Creo que están haciendo experimentos a distancia con un tipo de control remoto que amplifica mi volumen... pero simplemente se olvidaron de cambiar las baterías o, como cuando ves la televisión después de medianoche en el sofá... alguien se quedó dormido con un dedo en el control de VOLUMEN ++++. No.

Tal vez mi cuerpo solo tenga su propia personalidad y me odie, o tal vez esté resentido por haber cerrado la puerta del auto con el pulgar todavía DENTRO del auto. Ocurrió en un estacionamiento en 1983, cuando aún se necesitaba la llave para abrir la puerta del auto, y mi madre ya la había cerrado, y tardó 3 minutos en encontrar la llave correcta para liberarme. Tal vez esta masa de carne me desprecia por intentar meterme en un enchufe eléctrico en 1987 que casi me quema los pulmones. Eso es; mi cuerpo me odia tanto que si alguna vez tengo la oportunidad de promocionar este libro en persona, se convertirá de la noche a la mañana en un cuerpo de diosa griega de talla cero solo para joderme.

Mi cuerpo me odia tanto que me dio un trasero redondo de hip-hop en 1989, cuando los pequeños traseros en forma de manzana estaban de moda (porque la moda dictaba que tenías que tener el trasero de un niño de 12 años para lucir bien).

Mi cuerpo me odia tanto que me ha dado hoy un enorme trasero de hipopótamo sin cintura, ya que los traseros redondos de hip-hop están totalmente de moda.

Mi cuerpo me odia tanto que una vez que logre recuperar mi trasero de hip-hop original y tal vez pueda ver mi cintura, ya tendré 92 años y todos mis compañeros tendrán pequeños (pero esta vez horneados) traseros de manzana.

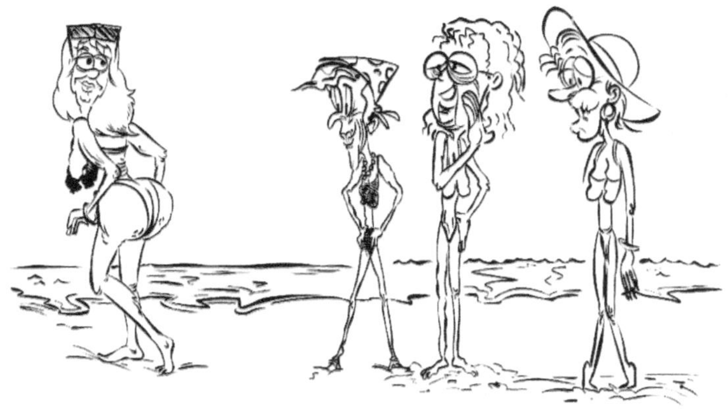

Cariño...¿no te lo dije? Los traseros hip-hop pasaron de moda.

6

El drama del clóset

Aunque nunca se ha confirmado oficialmente, hoy en día, las líneas de costura de las prendas que se tensan bajo nuestras axilas, son una de las principales causas del comportamiento violento de la sociedad humana. La constricción es comparable a las voces que algunas personas escuchan en su cabeza.

Cuando te subes a tu automóvil durante el

invierno y tienes el abrigo puesto (el único que te queda, o bueno... el único que CREES que te queda), al mismo tiempo que las mangas se empeñan en medir tu presión arterial y necesitas echar un vistazo a algo en el asiento trasero, quizás controlar a tu hijo, o simplemente necesitas retroceder... en lugar de girar tu torso hacia la parte de atrás, como hace la gente normal, solo puedes girar todo tu cuerpo de un solo golpe como si fuera una foca en uno de esos espectáculos de acuarios. Sí, ya sabes, cuando salen del agua a un lado de la piscina para decir "hola" con sus aletas. Debo decir que es una tarea doble porque ¡mujer! ¡Tienes que girarte para mirar hacia adelante si quieres que el auto se mueva!

Ahora me gustaría examinar algunas prendas desde el punto de vista de una gorda. Leggins: ¡Acabemos con esto de una vez! Gente, estoy harta y cansada de escuchar que les molesta vernos, a nosotras, las gordas, usando leggings. Lo escucho todo el tiempo, la gorda con leggings (¿estamos seguros de que en realidad eran leggings antes de usarlos?). Solo ponte en nuestra posición, ¿si? ¿No te das cuenta de que no nos gusta usarlos? ¿Que nos encantaría llevar un bonito par de pantalones plisados grises con una blusa rosa pálida y sedosa metida dentro para ir a trabajar, y tal vez con unos zapatos negros de tacón muy alto? Pero no podemos, y a menos que queramos ir a todas partes con un chándal (nada halagador), los leggings, amigos míos, son los únicos que se ven bien debajo de una camisa larga o un vestido y nos hacen lucir un poco decentes. Esas son las únicas prendas que nos permiten inhalar y exhalar correctamente.

Pero eso no significa que podamos usar CUALQUIER tipo de leggings. Ahora escúchenme compañeras gordas, he regañado a las personas que dicen que sus ojos sangran cuando nos miran con pantalones ajustados, pero ustedes... acepten su responsabilidad también, no se atrevan a volver a aparecer en la tienda con leggings de color piel. Nada de beige-anemia / marrón-diarrea / naranja-pata de pájaro. No usen leggings como pantalones con una camisa corta, una blusa corta o una camiseta sin mangas ajustada

(POR FAVOOOOOR), no los usen con nada que acabe por encima de la cintura, ¡no! ¿Por qué? Porque nuestro "material privado" es carnoso e invasivo, ¡se mostrará! Los leggings en una persona con sobrepeso se estiran. Se vuelven transparentes como medias de nylon y nos muestran desnudas. Puedes ver pecas a través de ellos; muestran demasiado. Además, como no tenemos cintura (aunque sabemos que está ahí), la línea del cinturón no sabe a dónde ir. Se atasca entre los rollos. A veces los subimos por completo hasta debajo de nuestras tetas, por lo que los pantalones también funcionan como faja, pero luego tenemos la pata de camello... Por favor paren. Todas, por favor, usen los leggings como solíamos hacerlo en los años 80. El enorme suéter de tu padre que llega por encima de tus rodillas + leggings + botas holgadas. Ahí lo tienes, eres genial, y nadie tiene que ver tu pata de camello. Mi única e inigualable reina, Madonna, nos enseñó muchas maneras divertidas de usarlos. ¡Vamos chicas!

Fajas - ya que mencioné esta prenda tan especial, déjame darte mi honesta opinión. Todas somos diferentes, pero puede que mi punto de vista esté distorsionado. Los moldeadores de cuerpo son inútiles para mí. Las fajas pueden ayudar a las personas delgadas o que tienen un peso medio y que solo necesitan meter la tripa durante una noche en una reunión de antiguos compañeros de la escuela, pero en mi caso, no sirven para nada. Tengo todas las versiones de la ropa interior milagrosa. Incluso compré la versión en forma de tanga que se supone que sostiene

tu vientre y empuñaduras de amor mientras

mantiene las nalgas libres y expandidas. Tardé

45 minutos en ponérmela y, cuando lo hice,

me di cuenta de que estaba al revés. Tuve que

pedir ayuda a mi ginecólogo para que me lo

extrajera. Incluso compré los moldeadores

que se usan debajo de un vestido cóctel, cuyo

largo es justo por encima de la rodilla, de modo

que mientras la mayor parte de tu centro está

comprimido en un trozo de tela clamando por

misericordia, tres cuartos de tu cuerpo están

tratando de encontrar una manera de salir y la

única abertura se encuentra en la rodilla. Los

llevaba debajo de un vestido para una boda;

no oriné en las 13 horas siguientes porque ya

no sentía mi vejiga y me senté con las piernas

moradas debajo de la mesa todo el tiempo porque estaba entumecida desde las rodillas hasta los pies. Si eres una mujer grande, los moldeadores corporales no reducirán tu tamaño; podrían reducir tu vista porque te dejan ciega por lo jodidamente apretada e incómoda que te hacen sentir. Estas cosas pueden ocultar los rollos por una noche bajo una apariencia fresca y sexy, pero es mejor que no estén en la primera cita; de lo contrario, tendrás que acudir a un cirujano antes de que llegue la segunda.

Jeans - toda mujer tiene ese par. El par "te usaré de nuevo". Tengo cuatro pares de esos.

El de volveré a pesar 55 kilos.

El de volveré a pesar 65 kilos.

El de volveré a pesar 75 kilos.

El de volveré a pesar 85 kilos.

Ahora sólo compro pantalones de chándal con una impresión de jeans. Ya está.

Pantalones - esta prenda está creada para ser abotonada o cerrada con cremallera en la cintura principalmente porque se supone que es la parte más pequeña entre las caderas y el pecho, y de esa manera las cosas no se caen y no te dejan en ropa interior mientras intentas coger el tren. En realidad, la gente se las arregla para meter en ellos tops, camisas, blusas (en los años 80 estábamos metiendo suéteres de 5 cm de grosor en nuestros pantalones vaqueros de mamá). Cuando no tienes cintura, incluso un cinturón es inútil, o te pones tirantes (que yo solo usaría para asustar a algunos tipos), o te quedas con las telas elásticas. De esa manera, en lugar de que los pantalones nos estresen, los estresamos... Ah, y cuando vas a comprar pantalones, leerás pierna delgada, pierna recta, de cintura alta... ¡todo es igual a leggings para mí! Al final del día, siempre encontraré puntos de sutura en mis piernas y tardarán 28 horas en desaparecer.

Ropa sin mangas - uso ropa sin mangas, incluso en enero. He aprendido una cosa sobre el sobrepeso; los brazos revelan que has llegado a la liga de los corpulentos. Me las he arreglado para ocultar mi trasero, muslos y vientre a través de los años, pero cuando hace calor o cuando tienes los sofocos es simplemente... okey, gente intenten superarlo, estoy liberando mis brazos y, si sigues mirando, te voy a abrazar con mi axila desnuda.

Cardigan - un salvavidas, una necesidad, siempre y cuando cubra tu trasero.

Vestidos cóctel - siempre he sido fan de los pequeños vestidos negros ajustados, y hasta el día de hoy todavía me pongo el mismo vestido que solía usar cuando tenía 25 años... pero ahora lo uso como una banda para el cabello cuando me lavo la cara. Tengo un montón de vestidos de fiesta y vestidos de cóctel brillantes en mi armario porque me encanta la idea de vestirme y sentirme bonita a veces... y otras veces... de verdad lanzo unas cuantas maldiciones y lo hago. ¡TODOS MERECEMOS UNA BUENA NOCHE DE FIESTA!

Zapatos - como la mayoría de las mujeres, me encantan los zapatos y los compro como terapia. En mi cabeza, si los zapatos son geniales, estás 75 % vestida y lista. Cuando era joven y liviana, usaba tacones altos todo el tiempo, incluso para ir al gimnasio. Todavía tengo una foto de mis zapatos de playa... no los que usas para ir a la playa, sino los que usas en el agua para evitar que los conchas te corten los pies, bueno, pues los míos tenían tacones. Luego me quedé embarazada, y ese fue el final de los tacones altos por un tiempo, mis pies ni siquiera encajaban en los calcetines navideños si lo intentaba. No terminó ahí; tuve al niño... volví a una vida normal (nunca másss) y mis pies ya no estaban hinchados, solo crecieron una talla completa, sabes que esto le sucede a muchas mujeres. No era feliz, no solo había aumentado unos cuantos kilos sino que había agregado una talla más de zapato.

Ahora, con un tamaño de zapato profesional de la NBA y la masa de un rinoceronte, ¿crees que me sentiré estable con tacones de 12 cm?

Todavía llevo tacones altos, pero solo si es grueso y firme y sigo manteniendo la única regla: culo cubierto para evitar el EFECTO ÑU. Por favor no me preguntes por qué.

Tengo esta canción tonta en mi cabeza...

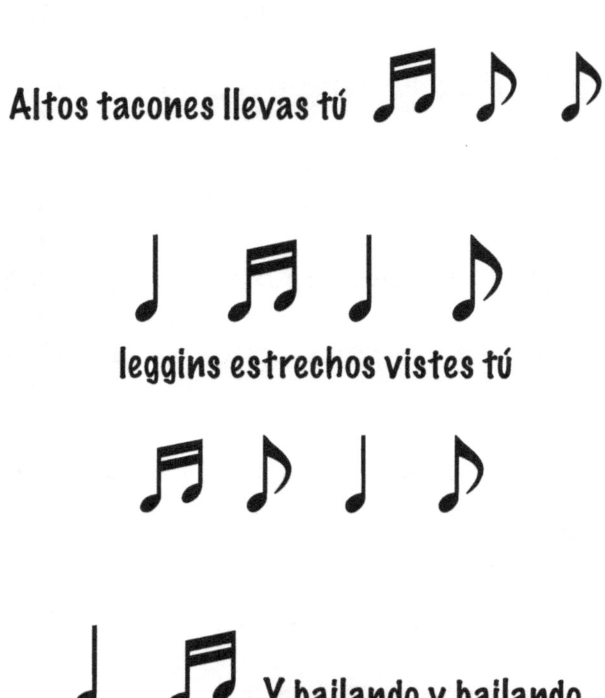

Altos tacones llevas tú
leggins estrechos vistes tú
Y bailando y bailando,

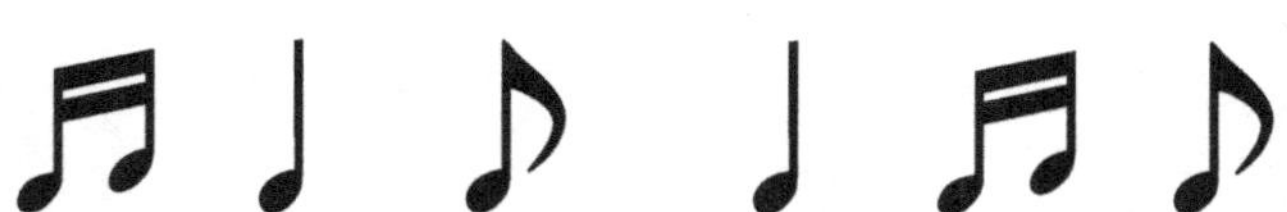

Lo que pareces es un ñu, ñu ñu

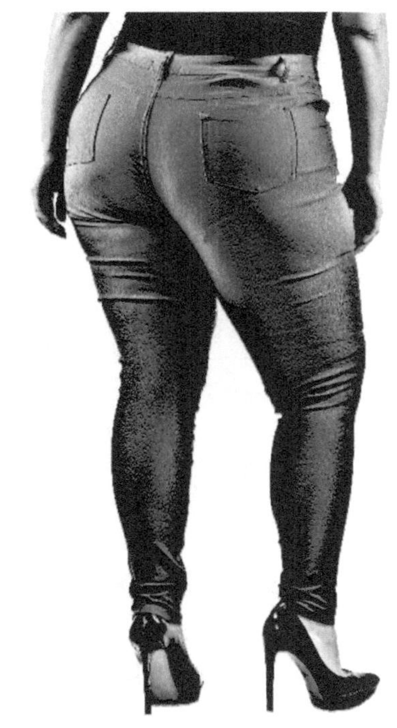

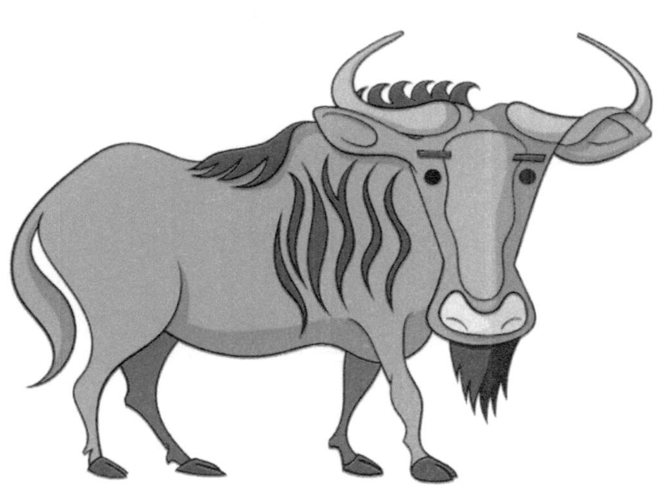

Botas - las botas cubren la mitad de tus piernas, así que es una parte del cuerpo menos de la que preocuparse cuando tienes que elegir si ponerte vestido o leggins. Hay tantos estilos y formas, pero todas tienen una cosa en común... mis pantorrillas no caben en ellas. Voy a una zapatería, elijo un hermoso par de botas de cuero negro de tacón alto, ya me siento como Catwoman... pero tan pronto como me siento y empiezo a quitarme los zapatos, las botas cobran vida, se miran entre ellas y dicen "¡no!" y se escapan. Hace poco descubrí las botas para motociclistas... son guay, a la moda, se ven bien con los vestidos y, sobre todo, me caben.

Trajes de baño - ¡Ajajajaja! Encontrarás mi único comentario en cuanto a trajes de baño escrito en la tapa de la caja donde los guardo. La caja está actualmente guardada en mi garaje, debajo de dos latas semi-llenas de pintura seca. El comentario dice: **SOUVENIRS 1992.**

7
La teoría de los espaguetis con albóndigas

Suposiciones gordas: estadounidenses contra italianos.

Cuando me mudé a Italia con mi familia en 1985, tenía solo 11 años y tuve que lidiar con muchos conceptos erróneos sobre Italia y Estados Unidos. Esto incluye la generalización sobre los hábitos alimenticios y el peso medio de las personas en ambos países. Los modelos errados de alimentación siempre son incluidos en los estereotipos culturales, pero todos sabemos que está mal. Me gusta llamarla la teoría de los espaguetis con albóndigas.

Los comportamientos alimenticios, ya sean saludables o no, suelen ser implantados en tu persona por la familia en la que creces, luego el ambiente en el que vives tendrá un impacto en el tamaño de tus jeans, por supuesto, pero al final, las elecciones personales cerrarán el asunto. ¡Oye! No dije que tener sobrepeso es una opción; dije que lo que decidas poner en tu boca es una elección.

Hoy vivo en Italia, pero nací en una familia

italiana en Boston, Massachusetts. Cuando era niña, era marimacho y flaca. Crecí entre Boston y Nueva York. Ser niña durante los años 70 y 80 (quien esté en sus cuarenta o cincuenta años lo sabe bien) significaba que solo te importaba estar al aire libre, corriendo y jugando. Las comidas eran una mera interrupción de lo que estabas haciendo y alimentarte era incluso una molestia. Sin embargo, a mis hermanos y a mí no nos importaba interrumpir los juegos si era por caramelos (todavía me acuerdo que los malditos llegaban antes a los caramelos rojos dejándome los verdes con sabor a jabón), pero eso era todo. Apenas había comida chatarra disponible en la casa o en algún lugar cercano. Vivía en los suburbios, así que tampoco pasábamos mucho tiempo en las tiendas.

Muchas veces he tratado de explicar a mis amigos italianos que Estados Unidos, al ser un país multicultural, tiene personas que crecen con diferentes tradiciones alimentarias en su hogar. Como dije, me crié en una ruidosa familia italiana con abuelos, tías, tíos y primos, y puedo asegurarles que no había gelatina de limón en nuestra mesa para el Día de Acción de Gracias. Nunca me topé con un plato de ensalada de arándanos y malvaviscos como guarnición para la carne asada (de hecho, podría ser golpeada hasta el día de hoy incluso por pedirlo).

¡Oíd, oíd! ¡Estereotipos por todos lados! Al contrario de lo que la ignorancia sugiere, en Estados Unidos, tenemos tiendas de comestibles, ¡realmente grandes, lo juro!

No solo venden hamburguesas, papas fritas y mantequilla. De hecho, fui testigo de la presencia de verduras, yogur y fruta, ¡pueden apostar! Además, las cocinas estadounidenses no se venden con solo tres artículos: una nevera (para almacenar alimentos durante una década), una freidora (para freír todo lo que hay en la nevera, incluido el jugo de naranja) y un microondas (para derretir el queso en todo lo que acabas de freír). Te juro que las cocinas vienen con mostradores donde puedes cortar las verduras, además de un horno y una estufa donde puedes cocinar cualquier comida que desees. No estás obligado a vivir de cubos de helado. Cuando vas a un restaurante en Estados Unidos, realmente puedes elegir qué comer, no te obligan a pedir zapatos fritos en un palo.

Mi familia es originaria del sur de Italia. Mi madre es siciliana (Palermo) y mi padre es de Campania (Avellino), por lo que siempre ha habido mucho pescado, carne, frutas y verduras en nuestra mesa. Mi mamá nunca me dio un emparedado de mantequilla de maní y jalea para almorzar, aunque me hubiera gustado comerlo de vez en cuando. Fui testigo de cómo los niños de mi edad se alimentaban de manera diferente, como ese niño de la escuela que solía llevar emparedados de papas fritas para el almuerzo. Literalmente, dos rebanadas de pan blanco y solo papas fritas trituradas dentro más una caja de pasas y una caja de leche. Digo... ¿Acaso su gato era el que le preparaba el lunch en las mañanas? ¡¿Qué diablos?! Recuerdo a un par de niños redondos en mi clase en Boston, pero nada comparado con lo que vemos hoy en día de obesidad infantil.

Solo para mantenerlos, amigos, de buen humor, no seguiré el camino del dilema del lavado de cerebro de la industria alimentaria, aunque me tomo el tema en serio y lo considero un verdadero problema en la lucha contra la obesidad. Estoy de acuerdo al 100 % con que hay demasiadas ofertas de comidas especiales, ofertas de grandes porciones y comerciales de cadenas de restaurantes (¡Oh!, esa carne que casi puedes oler a través de la pantalla del televisor).

Te estoy lanzando una de mis listas, déjame exponer mi teoría de los espaguetis con albóndigas.

... mi manera es mejor que la tuya...

1) Los estadounidenses son todos gordos. No, no todos son gordos. Yo no estaba gorda cuando vivía en la tierra de la libertad. Vine a Italia flaca y me convertí en gorda después de 20 años de comida italiana. ¿Y esto qué quiere decir? Buena pizza, buen vino y tortellinis caseros pueden quedarse contigo para siempre. Pero nadie en mi familia italiana tiene sobrepeso, y nadie en mi familia estadounidense tiene sobrepeso. Yo sí, y no sé por qué... solo lo digo.

2) Los estadounidenses comen alimentos grasientos, azucarados y poco saludables. ¿DE VERDAD? ¿SIEMPRE? ¿SOLAMENTE? Toman decisiones poco saludables solo si quieren, pero eso no es cosa de los estadounidenses.

Actualmente vivo en el norte de Italia, y cuando acababa de instalarme en esta ciudad, me presentaron una verdadera delicia: la manteca de cerdo para untar. No apio para untar... ¡sino de cerdo! ¡Mi reacción a mi entusiasta amigo que ofrecía tal suculencia fue "¡Asqueroso! ¿Estás bromeando? ¿Grasa de cerdo blanca derretida?" ¡Pero confía en mí, al final, estuvo increíiiible untada en pan caliente! Los italianos dirán en su defensa que "la manteca italiana es mejor que toda la mantequilla que usan los estadounidenses". Hmm, bueno, quizás, pero todavía estamos hablando de comer grasa innecesaria por placer, sin importar cómo se mire.

3) Espaguetis con albóndigas no es un plato

italiano; solo está en películas mafiosas o en caricaturas. Ahora mi hijo lo quiere todo el tiempo porque lo ve en los programas de televisión y películas estadounidenses. Es una interpretación estadounidense de dos recetas italianas unidas en un plato. Si ve a un italiano con una gran barriga, lo más probable es que la haya obtenido de las 7.000 calorías por porción de la lasaña del domingo.

4) Alfredo está demasiado cansado de estar en todas partes, necesita descansar, así que dejémoslo en paz. Los estadounidenses suelen añadir la salsa Alfredo a cada plato para que se considere italiano. No hay tal cosa como la salsa Alfredo en Italia. No es ni un condimento ni una salsa. Es el nombre de una receta histórica

creada en 1908; era en realidad una simple pasta fettucine con mantequilla derretida y queso parmesano rallado revuelto hasta que esté cremoso. Sin crema blanca pesada, sin pollo y sin brócoli, ¡Por favor!

5) Parmesana no es un verbo, y en Italia no parmesaneamos todo. Solo tenemos berenjena a la parmesana. Reconozco que últimamente, especialmente con todos los programas de cocina en la televisión, verás interpretaciones artísticas con el factor sorpresa como las magdalenas de pizza o los cupcakes de pesto, pero eso no cuenta. Parmesanear cualquier cosa comestible (¡Mierda! Ahora lo convertí yo en un verbo) y llamarlo comida italiana ha estado sucediendo desde siempre en Estados

Unidos. Además, ¡escucha! Los italianos no ponen pechugas de pollo, mozzarella y salsa marinara en cada receta dada, ¡por Dios! Dejad de culpar a Italia cada vez que un tomate y una mozzarella aparecen juntos.

6) ¿Los estadounidenses solo comen hamburguesas? No, a veces cambian a perritos calientes. Estoy bromeando. En serio muchachos, escuché demasiadas veces las acusaciones de las hamburguesas durante los 33 años que llevo viviendo en Europa. ¡Estoy orgullosa de venir de la tierra de las hamburguesas! Las hamburguesas merecen dignidad y no son solo un elemento graso de comida rápida. Mi mamá me enseñó a hacer las mejores hamburguesas caseras; se trata de

carne fresca y buen pan. Analicemos cómo se ve este sándwich en comparación con un plato más sofisticado. Mira las dos recetas a continuación:

- **Tartar de bistec**: carne cruda molida con cebolla picada, mostaza, sal, alcaparras y una cucharadita de aceite de oliva - mezclados. Agrega a un lado una ensalada pequeña, tomate y un pepinillo en rodajas + dos rebanadas de pan. ¡Oooh-la-laaa, elegante! ¡Sano y lleno de proteínas! (Alegre aplauso).

- **Hamburguesa**: ahora toma toda la receta anterior, fríe la carne y colócala entre las dos rebanadas de pan con los ingredientes restantes. ¡Bam! Las mismas calorías, los mismos ingredientes, nombre diferente.

¡Oooh, mal mal mal! Los estadounidenses solo

comen hamburguesas. (Abucheo vergonzoso).

7) La mantequilla de maní no es el plato principal de los estadounidenses; es un tentempié, se considera un bocadillo. Los estadounidenses no comen una cacerola de mantequilla de maní para la cena (ahora no vayas a buscarlo en internet porque estoy horrorizada de que lo encuentres...). Los estadounidenses comen mantequilla de maní como los italianos comen chocolate para untar.

8) La mantequilla de maní es azucarada y grasosa. Bueno, es cierto, pero los italianos siempre me han tocado las narices con el tema. Muchos no están informados y les encanta señalar y criticar a este bocadillo americano (que por cierto tiene aproximadamente un 22 % de

proteínas) porque leen la palabra mantequilla y se asustan. Pero luego alimentan a sus hijos con ese delicioso y suave chocolate de avellana por el cual los italianos están tan orgullosos. ¿Qué tal si leen la etiqueta en eso? ¿Qué? ¿UH Huh? ¿Calorías? ¿Grasa? ¿Proteínas? Por favor, compara y luego me cuentas. Gracias.

9) A los estadounidenses les encanta freír todo, pero también a los sicilianos (lo siento, mamá, es cierto).

10) Los estadounidenses no comen solo en las cadenas de comida rápida. En realidad tienen buenos restaurantes. He probado el mejor pescado y los mejores filetes en los Estados Unidos.

Así que ahora, si me disculpan, debo irme y prepararme una hamburguesa Alfredo con queso y mantequilla de maní frita.

8
Todo el mundo es nutricionista

Ahora que forman parte de mi equipo, estoy segura de que saben mucho más sobre la pérdida de peso de lo que sabe un nutricionista. Para mí es comparable a aprender un idioma extranjero por necesidad, en lugar de intentar aprenderlo a través de un profesor o un libro de texto. Confía en mí, soy bilingüe, uno no sabe realmente un idioma hasta que realmente necesita usarlo. Confía en mí, soy gorda, uno no sabe realmente cómo perder peso hasta que realmente necesita hacerlo. Dicho esto, no exploraré aquí en este capítulo cuáles son mis experiencias con los nutricionistas y los médicos en general, pero puedo decir que me he topado con tantas opiniones profesionales que contrastan que es difícil creer y confiar en alguna.

Solo quiero resumir lo que nosotros, Los Gordos, tenemos que escuchar de la gente, dándonos consejos constantemente cuando ¡¡NOSOTROS NO PREGUNTAMOS POR ELLOS!! Estas personas (el amigo, el novio, la madre, el padre, el colega, el tío, el maestro, la estúpida suegra) recogerán la información de las revistas, la televisión, las conversaciones informales, las discusiones en la pausa para tomar un café y simplemente te enviarán información sin criterios ni experiencia en absoluto.

Así que he tomado una decisión; en lugar de responder con orgullo YA SÉ a cada sugerencia, me propuse analizar el asunto. Recopilar todos los consejos que he recibido hasta la fecha, ponerlos en orden y luego verlos todos juntos en una perspectiva más amplia. El resultado ha sido asombroso y me di cuenta de: ¿qué demonios me están diciendo estas personas? Notarás que cada punto tendrá un opuesto exacto en la lista, lo que sumará la cantidad de sugerencias (si conoces los conceptos básicos de matemáticas) igual a CERO.

No es culpa de nadie, pero si tuviera que escuchar y seguir cada brillante sugerencia, mi plan de comida se convertiría en comer post-it en el desayuno.

Revisa mi lista de "muy buenas sugerencias" que las personas siguen dándome, ya que a sus ojos les parece obvio que no sé nada sobre nutrición.

Cómo perder peso según los nutricionistas improvisados que nos cuidan.

Muy simple...

- No azúcar blanca (hmmm... ¡sí!, lo tengo).

- No edulcorantes, activan tus niveles de insulina.

- No fruta, contiene fructosa, que es azúcar y activará tus niveles de insulina.

- Come mucha fruta porque es bueno para ti, tiene azúcar natural, fructosa, y es una comida con pocas calorías.

- Come fruta alejada de las comidas principales (¿puedo comer la puta fruta o no?).

- No carbohidratos (ooooh nunca escuché nada de eso).

- Las papas te hacen engordar.

- Las papas tienen menos calorías que la pasta, por lo que es mejor opción.

- Come alimentos bajos en grasa.

- La grasa es buena (ver dieta ceto).

- Sí al aceite de oliva, no a la mantequilla.

- Pon mantequilla en tu café y quemarás grasa fácilmente.

- No carne roja.

- Solo carne magra.

- No cerdo.

- Los huevos son buenos para perder peso y ricos en proteínas.

- Los huevos no son buenos ya que son altos en colesterol.

- Come solo 1 huevo al mes (seguro).

- Come muchas proteínas (pero no puedo comer carne de res, cerdo o huevos, así que solo comeré pájaros todo el tiempo... ¡ya!).

- No comas demasiadas proteínas, afectarán tus hormonas y te sobrecargarán los riñones.

- Cuida tus porciones, todo se trata de controlar el tamaño de las porciones.

- No lácteos (noooo, ¡qué lácteos crees que comería! De hecho, podría derretir queso en una rebanada de sandía si nadie está mirando).

- No te saltes las comidas, come a menudo para acelerar tu metabolismo (¡hecho!).

- El ayuno aumentará tu metabolismo (uhmm... perdóname...).

- No ayunes, ya que tu cuerpo entrará en modo de inanición y ralentizará tu metabolismo (¿cómo?).

- No bebidas alcohólicas, vino, cerveza, licores (¿NUNCA NUNCA?).

- No bebidas carbonatadas (las chicas tenemos que eructar en algún momento, ¿no?).

- No bebidas azucaradas.

- El jugo de frutas es saludable, lleno de vitaminas y fibra.

- El jugo de frutas está lleno de azúcar, aléjate.

- Beber café acelera tu metabolismo.

- No tomes café, la cafeína es mala para la

celulitis.

- Bebe infusiones.

- No bebas té, la teína es mala para la celulitis.

- No tomes infusiones a base de frutas, tienen azúcares escondidos.

- No bebas manzanilla por la noche, es difícil de digerir, y los alimentos en tu estómago se absorberán muy lentamente.

- Sigue la dieta mediterránea (que rompe el 75 % de las reglas anteriores).

- Camina mucho.

- No te sientes mucho.

- No estés mucho tiempo de pie, tus piernas se hincharán y la mala circulación favorecerá la celulitis.

- No seas perezoso.

- Relájate, el estrés activará tus hormonas que aumentan la grasa.

- Dormir es importante.

- Con un poco de ejercicio todos los días perderás peso lentamente.

- No hagas ejercicio todos los días, debes darle tiempo a tu cuerpo para descansar entre entrenamientos (sí, puedo hacerlo).

- El entrenamiento con peso te hará voluminosa.

- El entrenamiento con peso ayuda a perder peso y quemar calorías horas después de haber terminado de entrenar.

- El ejercicio aeróbico es el mejor para perder peso.

- El ejercicio aeróbico es aburrido y aumentará tus antojos de azúcar, y no podrás ser constante.

- Bebe mucho.

- No bebas demasiado durante las comidas.

- No bebas constantemente o forzarás demasiado tus riñones.

- Evita la sal (alimentos sin sal saben como el papel).

- Toma potasio.

- El magnesio ayuda a perder peso.

- No condimentos (solo saldré a masticar pasto, vaca).

- Come verduras crudas (vaca).

- Mastica lentamente (vaca).

- No dulces.

- No bocadillos.

- No polifosfatos.

- No comida frita (ahí lo tienes).

- No alimentos procesados (como directamente de mi jardín... ¡muuuu!).

- No abandone los antojos, come un poco de todo sin excederte (como un poco de galletas, un poco de whisky, un poco de pizza... ¡no existe eso de UN POCO de pizza!).

- Haz al menos 5 comidas al día para acelerar tu metabolismo.

- Ten un abundante desayuno para acelerar tu metabolismo.

- No comas despues de las 7:00 pm.

- No te peses todos los días.

- Manten tu peso bajo control.

- Come alimentos ricos en omega 3.

- El salmón es rico en omega 3.

- El salmón es graso.

- Las almendras son grasas.

- Come 5-6 almendras para merendar.

- El aceite de oliva es bueno para ti.

- Mayonesa (hecho de aceite de oliva, huevo, limón y sal) es un condimento graso y no es bueno para perder peso.

-¿Te has hecho alguna vez el test de intolerancia alimentaria?

- Deberías enamorarte.

- Deberías tener más sexo.

- Deberías haber amamantado (dígaselo a mis

tetas que estaban en huelga cuando mi hijo más las necesitaba).

- ¿Te revisaron la tiroides? (¡Sí, por el amor de Dios! Mi tiroides es un ejemplo para que la medicina la estudie, por lo perfecta que funciona).

- Deja de pensarlo demasiado y verás que los kilos se derriten (¿simplemente se derriten? Entonces debo ir por ahí con cubos para recolectarlos...).

- No estás haciendo nada al respecto, debes acudir a un buen nutricionista, porque obviamente no has encontrado uno todavía.

- Deberías dejar la píldora.

- Quizás sea tu tipo de sangre.

- No te amas lo suficiente.

- Las personas tienen diferentes tipos de cuerpos, por lo que no todas las dietas son adecuadas para cada persona, lo que funciona para ti puede que no... ¡Cállateeee!

- Es científico: calorías dentro, calorías fuera, el déficit de calorías hará que cualquier persona pierda peso... sí, claro, pero si reduces muchas calorías o lo haces durante demasiado tiempo, tu estúpido cuerpo inteligente entrará en modo de inanición y ralentizará tu metabolismo... ¡¡¡ya fue suficiente!!!

Al final, si escucho a los expertos, a la televisión y a la gente que me quiere, según todos, si quiero ser una buena chica y no ser perezosa sino estar relajada, debería estar constante sin aburrirme hasta la muerte, despertarme temprano cada día, pero dormir lo suficiente y hacer ejercicio, desayunar pero no desayunar, comer frutas pero mantenerme alejada de las frutas, tomar café pero sin café, comer tostadas sin carbohidratos y evitar los bocadillos, pero asegurándome de tener siete comidas al día, recordando que debo ayunar durante tantas horas como pueda pero evitando ayunar porque no es bueno para nosotros, y si es posible, comer poca grasa y recordar agregar omega 3, que es la grasa que contienen las nueces, las semillas, el salmón y el atún todo el tiempo, siempre y cuando evites comer demasiados frutos secos y semillas y pescados grasos como el salmón y el atún. Realizar un seguimiento de mi peso, pero sin pesarme todos los días ni medir cómo me queda la ropa (aunque no importa que toda mi ropa esté hecha de jersey elástico y que sea similar a las cortinas de teatro). Tratar de mantener una vida social mientras soy un agente de la fiesta recordando a las personas las dietas cuando solo quieren divertirse. Este plan debería funcionar para mí.

Dietas

¡Puedes olvidarlo! Ni siquiera voy a dedicar un capítulo entero a las dietas. Se ha dicho demasiado. Las dietas que probé no hicieron NADA por mí o me hicieron perder 13 kilos para luego recuperar 20.

Algunas dietas las he terminado antes de que

acabara la lectura de la primera página.

En otros casos...

Lunes: 1 rebanada de pan integral.

Mar... driin driin

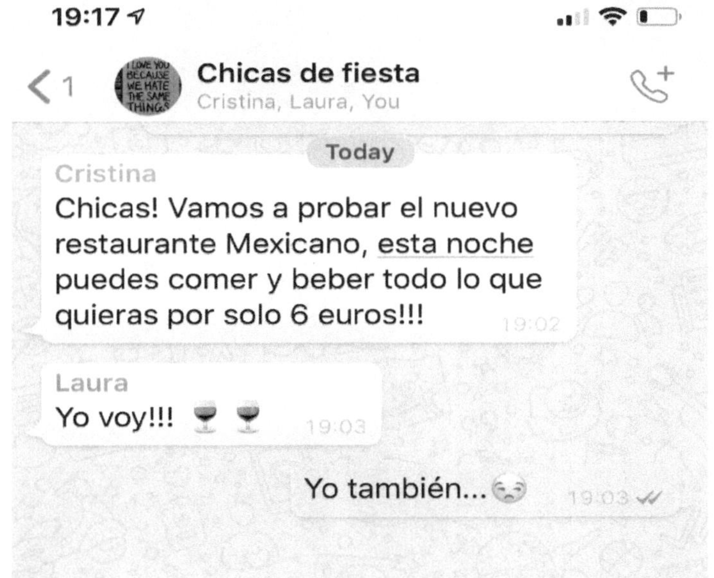

9

Observa atentamente, ¿cuántos tontos ves?

Soy yo la tonta principal, ya que las cosas que cuento aquí abajo realmente ocurrieron, pero nunca le dí a nadie un puñetazo en la garganta.

Colega: ¡Felicidades! ¿De cuántos meses estás? (realmente lo pensaba).

Tipo al azar: ¿Puedes quitar tu trasero

planetario de mi cara? (mientras salía de un auto).

Madre de mi ex novio: Bonitos brazos regordetes, cuando tenía tu edad nunca tuve problemas de peso (me lo dijo cuando yo tenía 22 años y era flaca, en un restaurante frente a 20 personas sentadas en la mesa con nosotros y mi novio de ese tiempo miró hacia otro lado).

Entrenador en el gimnasio mirando mis pantorrillas: ¡Apuesto a que jugaste fútbol!

Tipo que estaba coqueteando conmigo cuando entendió que no iba a conseguir nada esa noche: ¡Tus dedos parecen salchichas!

Tipo con el que estaba saliendo (y de quien realmente estaba enamorada) en una noche de gala en la que estábamos todos elegantes y llevaba sandalias con tacones con punta abierta: Bueno, tus dedos están un poco gorditos... (y yo no había preguntado cómo estaban mis dedos...).

Un fisicoculturista con el que salí solo 3 veces: Verás que en un par de meses te volveré anoréxica, ¡deberías ver a mi ex novia! (dicho en la tercera cita).

Un amigo de la familia: ¡Veo que te gusta mucho la pasta!

Ex suegra: ¡Sé por qué estás gorda! Masticas muy lento, es como si realmente disfrutaras lo que comes.

Mi dulce niño cuando solo tenía 3 años: Mamá, ¿por qué eres la única mamá gorda de todas las mamás que vienen a recogernos a la escuela? (Todavía lo amo).

Mi ex esposo sobre mi cuerpo post parto: Wow, eres una gran inversión, 40 % de ganancia a solo un año de comprarte.

Tía que no me ha visto en 2 años: Necesito decirte que estás ganando peso.

Chica de la taquilla del parque de atracciones, donde estaba comprando tickets para un juego con mi hijo: Señora escuche esta historia, justo ayer un hombre con una gran barriga no logró cerrar el cinturón de seguridad en la atracción, así que tuvo que bajarse y quería un reembolso, pero no se lo dimos. ¡¡¡Solo digo!!! (Así que no me monté en la atracción, miré más allá de ella, noté que había personas muy grandes ya montadas). Fue entonces cuando toqué fondo y desde ese día en adelante decidí... no cambiar absolutamente nada de mi estilo de vida. Sin resentimiento... ¡¡zorra estúpida!!

Médicos: Cuando comencé a ganar mucho peso, principalmente después de que naciera mi hijo, acudí a todos y cada uno de los médicos para entender cómo resolver el problema... después de cientos de análisis de sangre y niveles hormonales (control del hipotiroidismo, diabetes, enfermedad celíaca u otros síntomas) nadie me ha encontrado ni un solo problema de salud que justifique mi gordura.

Sin embargo, esto es lo que he recolectado:

Médico de familia: Trata de reducir el consumo de alcohol (¿incluso si no bebo?).

Ginecóloga 1: ¿Qué tal estacionar un poco lejos de la entrada del centro comercial... para dar algunos pasos adicionales en tu día? (A ella no le importaba que fuera al gimnasio a entrenar con pesas 5 días a la semana + cardio... ella quería los pasos adicionales).

Ginecóloga 2 después de que dejé a Ginecóloga 1: ¿Por qué no te enamoras de alguien y buscas un poco de acción? (Creo que ella tenía alguna prueba de que no estaba teniendo nada de acción).

Alergólogo, médico de intolerancia alimenticia: Durante las primeras 3 semanas, elimine la carne, el pescado, los huevos, los productos lácteos, los granos, los cereales, las nueces, las frutas, el azúcar, el aceite, las legumbres y cualquier alimento envasado, y no lama la espalda de un gato... le prometo que perderá peso de inmediato.

Mi vida es muy divertida, ¿no te parece?

10
La filosofía –realmente quiero-

Como dije antes, cuando tocamos el tema del peso conmigo, todos parecen ser expertos. La gente siempre está tratando de enseñarme cosas porque, por supuesto, no parece que haya aprendido nada sobre la pérdida de peso y la nutrición. Es gracioso que todos sepan **cómo** me puse así y todos saben **cómo** puedo resolver el problema.

¿**Cómo** gané todo este peso extra? Oh, yo sé cómo. Yo lo hice. Soy yo la creadora de esta obra de arte tan interesante. No desperté un día así, no sucedió después de comer solo tres zanahorias al día.

¿**Cómo** sacarlo de mi cuerpo? Yo también lo sé. Hay un millón de maneras de disminuir tu volumen.

¿Has escuchado alguna vez esta frase?: Tienes que querer realmente algo para lograrlo.

Como un millón de veces, ¿verdad? Tiene que haber un límite a este concepto que hace que se nos vea, a las personas gordas, como que no queremos ponernos en forma. ¿Estamos seguros de que cualquier cosa es alcanzable?

Intentaré abrazar esta filosofía por un momento:

- **Realmente quiero** perder 20 kilos en 2 semanas, mientras que **realmente** como, sin **realmente** hacer ejercicio, como si estuviera preparándome para un decatlón.

- **Realmente quiero** que la tierra esté poblada solo por seres desinteresados (esto arreglaría todo).

- **Realmente quiero** que la ensalada esté deliciosa sin condimentos. (¡No, espera! ESTO arreglaría todo).

No importa lo mucho que quieras estas cosas, no sucederán.

La filosofía de "realmente quiero" no me corresponde porque tengo un tipo de cuerpo que tiende a ganar peso. Puedo perderlo, pero tendré que luchar todos los días para mantenerlo. Tendré que añadir esta dura tarea a mi rutina diaria para siempre, y vivir con el miedo constante de recuperarlo y afrontar la vergüenza si esto sucede.

- **Realmente quiero** perder peso. ¿Pero realmente quiero pelear esta batalla toda mi vida para mantener el peso perdido? ¿Es esto lo que me está frenando? ¿La pelea posterior? He encontrado mi **PORQUÉ**.

11
Familia

Las dinámicas con mi familia en relación a mi peso son bastante divertidas y creo que son muy comunes también para vosotros, amigos que os sentís como yo.

Mis hermanos saben que me siento mal conmigo misma y nunca han dicho una sola palabra para hacerme sentir incómoda, nunca un indicio o sugerencia de que debería hacer algo al respecto, saben que lo lograré cuando llegue el momento (nunca, eso es).

Mi padre, que tiene 75 años y está bastante en forma para su edad, debería escribir libros sobre dietas. Él es el único ser humano que conozco que ha perdido peso y nunca volvió a recuperarlo. Él representa la verdadera fuerza de voluntad. Cuando dejó de fumar, pasó de 60 cigarrillos al día a cero y nunca volvió a empezar de nuevo. Si elimina cierto alimento o ingrediente de sus comidas (por cualquier razón), confía en mí, está prohibido de por vida. Odia que yo tenga sobrepeso y no disfrute de ciertas cosas en la vida, así que cada 4-5 días me llama y me envía una sugerencia de la lista del **capítulo 8.**

Mi madre, ella es como un traficante de drogas. Ella es una empujadora de alimentos de la peor clase. Si anuncio que voy a comenzar una dieta, ella cocinará por instinto mis comidas favoritas y también freirá cosas que nunca antes había frito... luego, como la típica madre italiana que necesita alimentar a su familia para sentirse ubicada en el Universo, dirá... "Vamos, pruébalo... tienes que probar esto... solo pruébalo... ¡vamos, un poco no arruinará tu dieta!". A lo largo de los años, mi madre nunca me ha dicho que siga una dieta porque, en su opinión, la pérdida de peso es solo cuestión de dejar de comer los bocadillos y luego hacer ejercicio un par de veces a la semana. En este momento, ni siquiera creo que ella me vea gorda, quiero decir que ella sabe que tengo sobrepeso, pero simplemente no me ve mal. Es importante subrayar que ella ha estado flaca toda su vida, y durante la mayor parte de mi vida yo la he visto comer toneladas de pan y queso después de una comida de tres platos. Ella simplemente no aumenta de peso. Ella es el tipo de persona que puede comer cualquier cosa y aún tiene tobillos. Por cierto... *mamá, la próxima vez que hagas un hijo, recuerda agregarle los tobillos entre las pantorrillas y los pies. Gracias.*

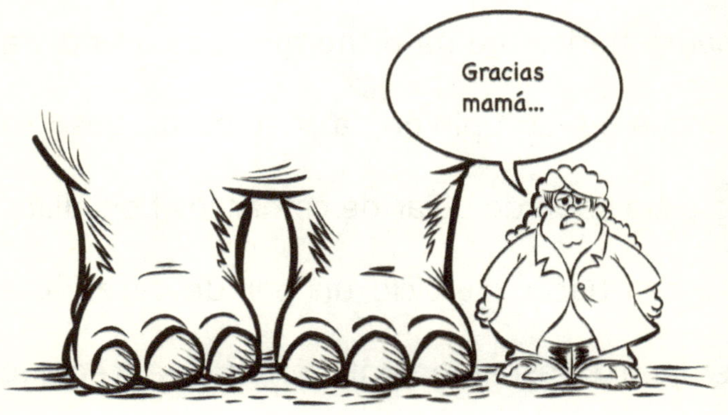

12
Embarazo

Hay demasiados libros, películas, blogs y videos sobre los problemas corporales durante el embarazo. Los chistes han existido desde siempre. Te ahorraré los detalles, pero puedo decir que fue la primera vez que experimenté 25 kilos extra en mi cuerpo y, yo no lo sabía en ese momento, habían llegado para quedarse para siempre. Nunca entendí por qué. Solo para darte una idea de lo que fue para mí:

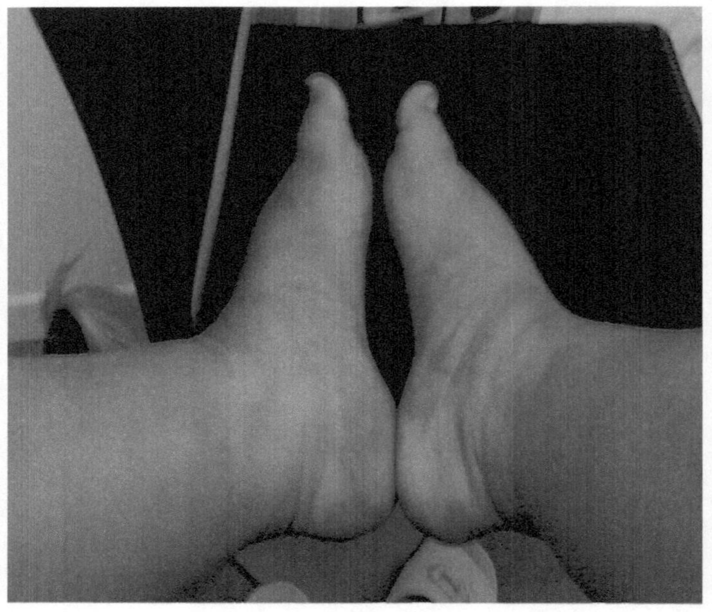

Por supuesto que no hice una dieta cuando descubrí que estaba en la dulce espera, simplemente continué con mi vida como lo hacía antes. Si salíamos a comer pizza, seguía pidiendo las mismas porciones que antes de estar embarazada, no es que de repente me pidiera dos pizzas o me comiera 7000 calorías al día solo porque sabía que de todas formas subiría de peso. Solo tenía que engordar porque mi cuerpo lo decía.

Y como dicen que uno quema muchas calorías solo con la lactancia, esa es exactamente la razón por la cual mis pechos, que pesaban 20 kilos cada uno, decidieron que no darían leche al necesitado. Así que tuve que darle a mi bebé recién nacido la fórmula después de 10 días de esforzarme tanto. Y ahí se me fue otra oportunidad de adelgazar.

Y mis amiguitas flacas que tuvieron bebés casi al mismo tiempo, al mirarme, decidieron amamantar a su bebé, a su esposo y al perro para asegurarse de que no se atascaran en el traje gordo como yo.

Pero gracias a Dios me convertí en madre, incluso si me costó la oportunidad de convertirme en Miss Universo... oh bueno...

Pero gracias a Dios me convertí en madre, incluso si me costó la oportunidad de convertirme en Miss Universo... oh bueno...

13

Me acepto tal y como soy

Que en mi caso es realmente

Me rindo ante lo que mi cuerpo ha decidido parecer

...sin mi permiso

Otra forma de decirlo podría ser ACEPTO LA FORMA QUE HA TOMADO MI CUERPO. Mis compañeras ricas en lipo, esto que vamos diciendo a todos que nos aceptamos tal y como somos no merece una ovación de siete horas. ¡No! No debemos rendirnos. Por favor, ahora, ¡para el carro! No deseo quitarte nada de tu confianza, no hay ninguna vergüenza aquí y realmente espero que, en este punto del libro, todos los cazadores de brujas ya hayan escapado a nuevas aventuras. Vayan a molestar a las flacas que publican fotos de comida que nunca comerán (yo no publico fotos de comida porque ya lo hacen las cuatro personas sentadas conmigo en la mesa; yo como que se enfría). Estoy tratando de llegar a una conclusión. Esto de ser gordo no tiene nada que ver con las cuestiones de raza, religión, orientación sexual o discapacidad, donde la ignorancia y la intolerancia aun existen. Nos vemos diferentes en nuestros cuerpos pero no tenemos que dejar ganar a los que nos ven inferiores. Tenemos que intentar un proceso de sanación, incluso reirnos de nosostros a veces. Es necesario hacer algo, especialmente cuando vemos que nuestro cuerpo es un obstáculo en el camino de la vida.

Mientras intentamos arreglarnos encontramos soluciones temporales. Por ejemplo, yo me visto de negro todo el tiempo porque espero que se note menos.

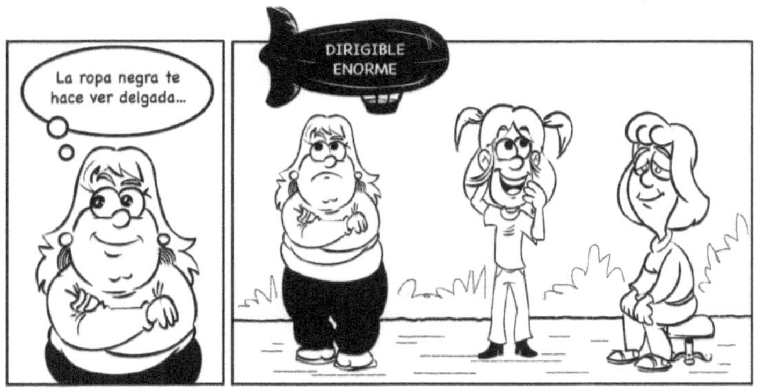

¡Siempre me visto de negro porque me hace más delgada!

Siempre debemos amarnos a nosotros mismos. Pero cuando le decimos a los demás que de verdad nos amamos con sobrepeso, eso no significa que nos vayan a querer más. De hecho, no nos creen y tampoco creen que estemos tranquilos con ello. ¡No! Solo se sienten aliviados de no tener que lidiar con nosotros, se sienten felices de que no los vamos a atosigar con nuestras quejas. Aún digo más, hasta son capaces de decirnos a la cara que nos ven bien con unos leggins con un estampado de cebra y después salir corriendo. Si decimos que nos aceptamos a nosotros mismos (cuando no es verdad), nos frustramos porque no podemos desahogarnos, y la frustración establece raíces profundas en nuestras almas. Ahí es cuando nos convertimos en enormes imbéciles. Tenemos permiso para reírnos de nosotros mismos por quedarnos atrapados en una maldita silla en el cine, quiero decir, reirse mientras aún estamos atascados (y podemos incluso tirarnos un pedo, reirnos aún más y luego tirarnos más pedos). Aceptamos el momento, esto sí. Hacemos saber a la gente que no nos gusta estar así y que estamos luchando contra ello. Creedme, siempre seremos respetados en la vida si somos buenos y honestos. Permitimos que las personas que nos aman se rían con nosostros. Bajamos un poco la guardia. Si realmente amáramos a nuestros cuerpos con sobrepeso, nunca tendríamos la necesidad de expresarlo. Si siquiera estuviera mínimamente bien con mi cuerpo, nunca hubiera escrito este libro. En mi propia experiencia, la negación interna es demasiado dolorosa. Aceptar este estado de sobrepeso en el sentido de ser tolerantes hacia nosostros, pero con la voluntad de mejorar, es algo con lo que estoy de acuerdo. Pero no podemos aceptar este estado de manera permanente, dejar de luchar contra ello. No puedo admitirlo. Me quedan varias décadas para estar en este planeta y quiero saber cómo se siente al cruzar las piernas sin volverme púrpura. Muchas veces he tratado de perdonar a mi gran barriga, ¡pero atarme los zapatos en apnea no es nada para aceptar! ¡Si no me detengo y respiro entre un zapato y el otro, mi ojo derecho puede explotar!

14

Mi gordura saliendo del armario

La expresión salir del armario se suele usar para referirnos al evento en el que las personas revelan públicamente que son gays, pero también se puede usar en muchos otros contextos.

Salir del armario como gordo no significa que uno haya estado escondiendo el secreto de ser gordo, quiero decir que no puedes esconderte mucho si la gente tiene ojos. No es que de repente te sientas en la mesa con tus padres y dices: "Siempre he tenido miedo de vuestra reacción, pero he decidido que ya no puedo ocultarlo... Soy gorda".

La gordura saliendo del armario es cuando decides que no puedes seguir prometiendo a todos que solo eres un borrador de tu yo real. Que solo eres una versión temporal de ti misma y que la bella tú llegará pronto. Mi cerebro ha estado formulando que soy una Mary temporal por más de la mitad de mi vida. La gordura saliendo del armario es cuando dices: esto es en lo que me he convertido, yo estoy lidiando con ello, lidia con ello tú también.

Creo que empecé a poner la gordura y la

simpatía en la misma ecuación desde que era muy pequeña. Recuerdo una vez un episodio muy dulce de cuando estaba en el jardín de infancia. Me quedé en un rincón, llorando porque dos niñas de mi clase con sobrepeso, que consideraba mis amigas, se me acercaron y me dijeron: "¡Hoy hemos quedado para jugar y tú no estás invitada! ¡A-ja-ja-jaaaa-ha!". Mi padre lo presenció porque estaba justo detrás de mí. Me levantó, limpió mi cara desordenada y me consoló con una buena enseñanza: "¿Qué te importa de ellas? Eres una chica tan bonita y delgada, no quieres ser gorda y mala como ellas, ¿verdad?". Eso hizo eco en mi cabeza para siempre: gordo y malo. El karma quiso castigar a mi papá y más tarde acabé engordando yo. ¡Gracias papá!

Esa fue la primera vez en mi vida que me di cuenta de que existía este tipo de diferencia corporal. Tenía alrededor de 5 años y aprendí que la gordura y la flacura eran dos maneras de ser de una persona y también me di cuenta de que el peso corporal estaba relacionado con ser simpático o no. También fue la primera vez en mi vida (y creo que también la última) que alguien se dirigió a mí como flaca.

Tal vez no fue realmente la primera vez que me sentí flaca. ¿Puedo presumir del hecho de que nací con poco peso? ¡Vine a esta tierra con tan solo 2,5 kg! Sí, pero, ¡caramba!, nadie me dijo que podía jactarme de ello en la enfermería del hospital con todos los recién nacidos. A veces saco mis documentos de nacimiento y se los muestro a las personas para convencerlos de que en algún momento fui delgada.

Después de ese único episodio, seguí con mi infancia feliz, sin preocuparme por el tamaño del cuerpo. Luego... llegó la pubertad, siguió la inseguridad y, para hacerlo aún mejor, mis padres me hicieron cambiar de continente, idioma y cultura a los 11 años. ¡Qué divertido! Muchas circunstancias en mi vida me hicieron crecer insegura en mi apariencia, y aún hoy en día no ha cambiado mucho.

Recientemente he analizado mi tabla de peso:

53 kg a los 24 (la perfección).

65 kg a los 28 (cambio de estilo de vida).

92 kg a los 31 (9 meses de embarazo).

75 kg a los 32 (después del parto).

64 kg a los 37 (después de la dieta del infierno).

83 kg a los 39 (después del divorcio).

68 kg a los 40 (después de una dieta asesina).

95 kg a los 42 (después de 2 años de dieta yo-yo, estresándome y finalmente provocándome una menopausia prematura).

SIEMPRE he probado dietas y me he centrado en perder peso (varias veces con ayuda profesional), desde que tenía 20 años, y al final solo he aumentado de peso porque mi fuerza de voluntad no es constante.

Así que en cierto punto me detuve, no renuncié a la idea de querer estar más saludable o lucir mejor en un vestido, solo puse fin a la lucha. Hoy me mantengo firme en los 95 kg. Es un peso constante muy malo pero aún así es algo.

Significa que lo que estoy comiendo no me está haciendo ganar peso. No estoy estresada, no estoy atracada, ni estoy hambrienta. Estoy llevando a mi hijo a los parques temáticos, de vacaciones, podemos comer pizza, tengo una vida social plena y solo mantengo un ritmo de alimentación normal. Si mi familia come pasta, yo también lo haré. Si mis amigas piden ensalada para el almuerzo, yo también lo haré. Si quiero ayunar cuando estoy sola, para depurarme, también puedo hacerlo.

Así que en mi 44 cumpleaños, salí del armario conmigo y mis amigas y mi familia: "Chicos, no es temporal, me guste o no, **soy gorda**. ¿Dónde está mi maldito pastel?".

15
Soluciones para la gordura
-mi versión utópica-

Mis queridos amigos, hemos llegado al final de mi ensayo y es justo y necesario que haya imaginado una solución a toda esta charla acerca de ser GORDA. Te lo debo a ti. ¿Hay alguna solución? Déjame ver...

Solución n.º 1 - La televisión de la comida virtual

<u>Nunca se te volverá a antojar comida de consuelo.</u> Consiste en observar la comida en una pantalla que libera aromas, mientras un manipulador de papilas gustativas transforma el olor en sabor en tu lengua. Con una app del Smartphone puedes regular virtualmente la sal y el azúcar. Este dispositivo comunicará a tu cerebro que estás satisfecho y lleno. Un momento... ¡Un momento! Por un momento pensé que necesitaba patentar esta televisión de comida virtual. ¡No! Aunque no lo creas, algo así ya está experimentándose. Sea lo que sea... quiero una ahora.

<u>Solución n.°2 - Selección humana forzosa</u>

<u>Nunca volverás a sentirte gordo.</u> A diferencia de la selección natural, en este caso no esperamos que la naturaleza siga su curso y nos haga a todos obesos. Seleccionamos deliberadamente a todos los malditos

delgados de este planeta y los mandamos a otra galaxia donde puedan ser delgados todos juntos.

Solución n.º3 - Edición digital mejorada

<u>Nunca volverás a estar en baja forma.</u> Un nuevo sistema en el que edites digitalmente tu imagen para que te veas como lo deseas. Una vez que la edición esté completa, mandas ese archivo a una cabina de cirugía digital en la que te encuentras y presionas INICIO. El proceso de edición corporal comenzará. El dispositivo rebanará, succionará, cortará, exprimirá, jalará, presionará y curvará tu cuerpo hasta que esté completamente transformado, de acuerdo con la imagen cargada.

Solución n.º4 - Dispositivo de reciclaje de alimentos

<u>Nunca volverás a absorber calorías.</u> Desarrollar una parte sintética del cuerpo que es como una caja que se inserta entre el esófago y el estómago, con una abertura en la espalda, como una cremallera o una pequeña puerta (¿recuerdas dónde estaban las pilas de nuestras muñecas?). Tendría un control remoto externo (o una app en tu smartphone, por supuesto) que se programará para absorber solo los nutrientes necesarios de acuerdo con tu edad y altura. Luego, los alimentos desechados se recuperarán en tu espalda (de una manera muy limpia) y se utilizarán como fertilizante.

Solución n.º5 - Caramelos de mierda

<u>Nunca volverás a tener hambre.</u> Crear un caramelo pequeño sin sabor que se comerá durante la mañana y hará que todo lo que ingieras, excepto el agua, sepa a mierda caliente. El efecto durará 23 horas y 59

minutos. Esto te dará 1 minuto completo para comer cualquier cosa que desees e incluir tus nutrientes. Mientras el caramelo sea efectivo, tendrás un aliento olor a menta fresca.

16
En serio:
la solución
¿Qué quiero al final?

Incluso en mis días más pesados nunca me he sentido rechazada por un hombre. Siempre me he sentido sexy y deseada cuando lo he necesitado, pero siempre ha sido una cuestión relacionada con cómo me sentía conmigo en esa relación o en ese momento.

En mi círculo de amigos siempre he sentido el amor, y en ningún momento he tenido la impresión de quedarme fuera de nada por mi incomodidad. Realmente he estado obsesionada la mayor parte de mi vida adulta con respecto a mi cuerpo, y a veces temo que esto nunca cambie.

Al final, me encantaría vivir una vida en la que pueda concentrarme en las cosas importantes, incluida la salud, por supuesto, pero sin tener que estar pensando siempre en mi peso. Me encantaría distanciarme de la fijación de estar en mejor forma, porque solo ha empeorado las cosas a lo largo de los años, especialmente debido a sentirme decepcionada conmigo misma por no haber cumplido mis objetivos.

¿Hay realmente una solución? No lo sé.

Pero si aprendemos a amarnos a nosotros mismos, al mismo tiempo que amamos a nuestra familia, amigos, mascotas y pasiones... si realmente vemos que somos amados... si nos perdonamos a nosotros mismos... podemos encontrar el espacio para respirar, reírnos y curarnos.

Ahora voy que el agua ha empezado a hervir... ¿vosotros ponéis queso pecorino o parmesano en la pasta a la carbonara?

FINE

(Lo que en italiano significa "fin" y a la vez "delgada"...

....vale, vale, paro, adiós)